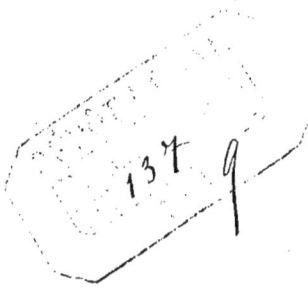

NOTES

SUR

LA NAUPATHIE

ET SON TRAITEMENT

Par le Professeur SIRUS-PIRONDI

Associé national de l'Académie de Médecine, Chirurgien consultant des Hôpitaux.

MARSEILLE

TYPOGRAPHIE ET LITHOGRAPHIE BARLATIER ET BARTHELET

Rue Venture, 19

—

1889

NOTES

SUR

LA NAUPATHIE

ET SON TRAITEMENT

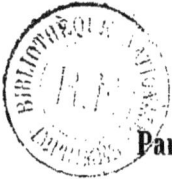

Par le Professeur SIRUS-PIRONDI

Associé national de l'Académie de Médecine, Chirurgien consultant des Hôpitaux.

———◦———

MARSEILLE

TYPOGRAPHIE ET LITHOGRAPHIE BARLATIER ET BARTHELET

Rue Venture, 19

—

1889

NOTES

SUR LA NAUPATHIE ET SON TRAITEMENT

I

Dans la stricte acception du mot, il n'y a pas précisément UN mal de mer, mais des maux variés et variables causés par la navigation à ceux qui naviguent pour la première fois, et même à d'anciens marins ayant temporairement quitté la mer.

Je dis *maux variés et variables* attendu que si des troubles fonctionnels atteignent le plus souvent et plus particulièrement l'estomac, il s'en faut que ce soit là le seul organe exposé aux rigueurs de la navigation. Parfois, c'est l'intestin qui souffre sans que l'estomac éprouve aucune fatigue. Il est des personnes qui sont atteintes de diarrhée pour ainsi dire incoërcible dès que la mer est grosse. D'autres, sont prises de mouvements nerveux généraux, se traduisant par des crampes, ou même par des pleurs que rien ne justifie. Il en est encore, qui, à la suite de céphalalgies violentes et de vertiges prolongés, ont presque des accès de folie, réclamant une grande surveillance pour les empêcher de se jeter à la mer. Enfin, il est bon de constater que sans éprouver aucun trouble sérieux du côté de la tête, ni dans les voies digestives, des personnes non habituées à la mer sont prises par un tremblement nerveux qui persiste parfois après le débarquement et rend la marche difficile pendant quelques jours.

Cela étant, et le nombre des voyageurs sur mer allant chaque jour en augmentant, le nombre des victimes de la naupathie augmente en proportion, et il est certain, soit dit en passant, que si la science cherche depuis longtemps un remède aux maux de ce genre, l'industrie ne se prive pas de multiplier quotidiennement la liste des spécifiques, grâce auxquels on pourrait affronter les mouvements les plus désordonnés d'un navire sans en éprouver aucun malaise !

II

Il était assez naturel qu'à un moment donné l'Académie de médecine fut elle-même saisie de la question de savoir quelles sont en définitive les causes du mal de mer, et indiquer, si possible, par quels moyens on pourrait le prévenir.

Dans la séance du 10 janvier 1888, l'Académie a donc écouté avec grand intérêt une communication faite sur ce sujet par un de ses correspondants, M. le Dr Ossian-Bonnet. Cet honorable confrère ayant déjà navigué pendant une douzaine d'années et arrêté son opinion sur les causes de la naupathie — qu'il considère *comme d'origine essentiellement nerveuse* — n'a pas hésité à entreprendre un nouveau voyage entre le Havre et Buenos-Ayres, dans le but surtout d'expérimenter les effets de l'antipyrine pendant une longue traversée, et sur un navire surchargé de passagers. M. Ossian-Bonnet était, a-t-il dit, d'autant plus disposé à entreprendre cet essai, que dans ses voyages antérieurs il avait employé sans succès, la morphyne, la cocaïne, le chloral, l'éther, le chloroforme, etc. A son idée, l'usage en pareil cas de l'antipyrine pouvait promettre de bons résultats, en se basant sur les expériences entreprises à l'Hôtel-Dieu par les docteurs Capitan et Gley, et surtout sur les importantes communications faites à l'Institut et à l'Académie de Médecine par le professeur Germain Sée.

A mon tour, ayant eu l'occasion de faire établir sur une vaste échelle des essais comparatifs concernant les effets produits par diverses substances plus ou moins prônées comme spécifiques contre la naupathie, je viens, le plus sommairement possible, exposer ce qui a été constaté par mes nombreux confrères et par moi-même sur la flotte Méditerranéenne de la Compagnie Générale Transatlantique.

III

Ici, une question préalable se présente, et il serait certes indispensable de la résoudre si l'on avait la prétention d'établir le traitement de la naupathie sur une base rationnelle.

Quelle est la véritable cause des troubles fonctionnels produits par la navigation? Qu'elle ait lieu, du reste, sur mer, sur lac ou sur fleuve, car ni les larges fleuves, ni les lacs n'ont pas de priviléges sur la mer, lorsque leurs eaux sont fortement agitées.

Une réponse péremptoire est pour le moment impossible, surtout si l'on vise à tout expliquer par une cause unique, fut-elle, parmi toutes, la plus probable et la plus active.

Et, en effet, que la naupathie soit *accidentelle, habituelle* ou de *retour*, — classification parfaitement juste de M. A. Rey (1), — pourquoi faire intervenir comme cause principale presque unique, le mouvement désordonné, dit-on, que subissent l'estomac, les intestins et tous les organes abdominaux? J'ai vu des personnes se faire entourer fortement la taille et toute la partie abdominale par des bandes, des ceintures et autres moyens de compression, et non-seulement tout cet appareil n'a point arrêté les angoisses de la naupathie, mais les malheureux voyageurs n'ont éprouvé quelque soulagement qu'après s'être débarrassés de leurs enveloppes et de tout vêtement.

On a voulu faire jouer un rôle assez actif à la vue des vagues agitées, à l'odeur de la machine et à l'air confiné des cabines, ce dernier inconvénient étant commun aux bâtiments à vapeur et aux navires à voile. Mais il est permis de répondre à cela que pour ce qui concerne l'influence de la vue des vagues, les voyageurs qui, avant de quitter le port, descendent dans leur cabine et se couchent immédiatement, ne sont pas toujours mieux épargnés que les autres par la

---

(1) *Nouveau Dictionnaire de Méd. pratique*, tome XXI, p. 442.

naupathie. Et d'ailleurs, les malheureux privés de la vue sont-ils exempts du mal de mer?

Quant à l'effet des odeurs souvent nauséabondes qui se dégagent de la machine, je puis citer le fait suivant, que j'ai observé dans une traversée entre Marseille et Gênes : un jeune brésilien fut en proie à des souffrances horribles, surtout dans le golfe de Gênes où nous eûmes vent debout pendant plusieurs heures. Dans de gros temps, surtout, les odeurs de la machine ne font pas défaut ; cependant elles ne pouvaient incommoder ici le jeune voyageur tellement privé d'odorat qu'il restait absolument insensible à la présence d'un flacon de vinaigre anglais immédiatement placé sous son nez.

Je ne prétends pas pour cela nier, dans de certaines limites, la fâcheuse influence : 1° du mouvement désordonné imprimé à l'estomac et aux intestins, 2° de la vue des vagues soulevées par un fort vent, 3° des odeurs de la machine, et 4° du manque d'air renouvelé dans les cabines — quoique ces derniers inconvénients aient à peu près disparu des plus récentes constructions navales — mais toutes ces causes séparées ou réunies, auxquelles on attribue la naupathie, ne suffisent pas toujours pour expliquer, à elles seules, la violence que le mal atteint parfois, et encore moins la *bizarrerie* et la *variété* des symptômes que les patients accusent, dans un état de névrosisme exceptionnel.

Parmi toutes les théories ou explications mises en avant au sujet du mal de mer, celle de M. Marius Autric(1), nous paraît mériter une mention spéciale, car si elle ne suffit pas, en effet, pour tout expliquer, elle permet au moins de se rendre compte d'une partie des symptômes observés et de la gravité qu'ils peuvent parfois présenter.

D'après M. Marius Autric, la naupathie serait due à l'*action fâcheuse exercée sur tout l'organisme par le déplacement du liquide céphalo-rachidien.*

Au fait, des deux principaux mouvements subis par les

---

(1) *Théorie physiologique du mal de mer.* — Thèse inaugurale. Montpellier, 1868.

navires — roulis et tangage — celui qui, en général, est le plus difficilement supporté, c'est le tangage. Or, beaucoup de personnes se livrant au jeu de l'escarpolette, éprouvent un malaise qui simule le mal de mer ; et le mouvement de l'escarpolette a une grande analogie avec celui du tangage. Dans le premier cas, on ne saurait faire intervenir le mouvement désordonné subi par les viscères abdominaux, pas plus que la vue des vagues, les odeurs de la machine ou les effets de l'air confiné des cabines ; et peut-être serait-il possible d'attribuer ici un rôle actif au brusque déplacement du liquide céphalo-rachidien, à une sorte de commotion cérébrale très bien indiquée par Larrey et d'autres ; voire même un certain tassement de la masse cérébrale sur elle-même, tassement et commotion attribuables à une vicieuse répartition du liquide arachnoïdien, comme l'a clairement indiqué Fonssagrives.

Toutefois les mots *vicieuse répartition* du liquide arachnoïdien pourraient être remplacés par ceux de *brusques et incessants déplacements* de ce liquide, sous la dépendance des fonctions respiratoires et cardiaques (1) poussées elles-mêmes hors de l'état normal par les mouvements désordonnés du navire.

On a dit un peu partout que les femmes sont plus sujettes au mal de mer que les hommes, et que les enfants en souffrent à peu près autant que les adultes. D'après nos relevés c'est assez exact, malgré de nombreuses exceptions ; mais ce qui est assez facile de vérifier et ce qui mérite d'être noté, c'est que toutes choses égales d'ailleurs, la naupathie est d'ordinaire plus violente chez les personnes à tête volumineuse et surtout à intelligence développée et douées d'une grande sensibilité.

Il y a, dit-on, une *assuétude nautique* qui s'acquiert par l'habitude des voyages en mer. Le fait est vrai ; mais cela

_____

(1) Traité pratique d'anatomie médico-chirurgicale de Richet, 3ᵐᵉ édition, page 288, et suivantes.

François-Franck, *Gazette hebdomadaire*, Paris 1885.

n'infirme pas encore l'influence étiologique admise par Autric, attendu que le cerveau peut s'habituer au déplacement du liquide protecteur, de même que d'autres organes s'accoutument à des modifications circulatoires, à des troubles temporaires qui ne gênent leurs fonctions que transitoirement. Que ces modifications ou ces troubles se transforment de temporaires en permanents, et le danger réapparaîtra, absolument comme cela arrive dans la naupathie prolongée et sans intermittence.

Et un fait encore assez curieux est fourni par la *naupathie de retour*, c'est-à-dire la reproduction des souffrances occasionnées par la navigation à des personnes qui, habituées d'abord à la mer, l'ont quittée pour quelque temps et ont de nouveau souffert en se rembarquant.

Si le débarquement a été de courte durée, on pourra constater à nouveau les heureux effets d'une précédente *accomodation ;* mais si le séjour à terre s'est prolongé pendant des années, la navigation est devenue parfois impossible, et il est même des marins qui ont dû y renoncer définitivement! Et ici encore on pourrait peut-être invoquer les changements survenus avec l'âge dans le volume de la masse cérébrale (1) et un surcroît de facilité dans le déplacement du liquide protecteur.

Ce qui est incontestable c'est que les premiers malaises accusés par le mal de mer envahissent tout l'organisme et se font plus particulièrement sentir à la tête (vertiges); les souffrances de l'estomac arrivent après, absolument comme cela se passe dans les migraines qui sont suivies de vomissements. Et en général, chose à noter, le calme et un bien-être relatif ne reviennent, chez les malheureux patients, que lorsque la tête a repris, en quelque sorte, son équilibre normal.

En résumé, les diverses théories émises pour expliquer la naupathie, et dont une relation aussi complète que spirituelle est due à M. de Rochas (2 ont toutes du vrai, très probable-

(1) Voyez *Éléments d'anthropologie générale* par le docteur Paul Topinard, pages 576 et suivantes.

(2) *Dictionnaire encyclopédique des Sciences médicales,* t. IV, p. 217.

ment, mais aucune n'est à l'abri de sérieuses objections. L'impressionnabilité organique n'étant pas la même chez toutes les personnes soumises à la navigation, il n'y aurait rien d'étonnant que telle cause inoffensive pour les uns fût très sérieusement nuisible à d'autres. Ce qui apporte un incontestable appui à l'éclectisme de M. de Rochas et nous engage à le partager.

IV

Quels sont les moyens qui ont paru jouir de quelque efficacité pour combattre la naupathie?

D'après les considérations qui précèdent, si les causes du mal de mer sont multiples, on ne voit pas comment on pourrait trouver *un remède* apte à neutraliser les effets de causes si variées et à agir sûrement sur des organismes si dissemblables par l'âge, les habitudes et le tempérament.

Chercher le moyen de soustraire complètement et constamment les personnes qui naviguent aux effets parfois lamentables de la navigation, c'est là un but louable à tous égards et il est à désirer qu'il puisse un jour être atteint; mais jusqu'à présent, et malgré bien des affirmations rassurantes, ce but, quoique souvent *visé* n'a pas encore été *touché*.

V

Voulant arriver à un résultat statistique fondé sur des essais comparatifs, j'ai successivement recueilli et classé les observations prises sur trente navires, dont trois se rendent mensuellement dans l'Océan pour une assez longue traversée.

Conformément aux instructions données, nos médecins navigants ont fait appel d'abord aux moyens dit rationnels; ils se sont mis à l'œuvre avec beaucoup de zèle et de bonne volonté, et après les moyens rationnels — et parfois alternativement — est venu le tour de quelques spécifiques plus ou moins vantés par l'empirisme.

En compulsant donc les diverses notes et rapports qui m'ont été fournis, et en additionnant les chiffres, voici quelles sont les *moyennes* auxquelles je suis parvenu.

Les chiffres portent bien entendu, sur des essais similaires:

1° L'usage du chloral est resté sans effet 7 fois sur 10 et le soulagement obtenu a été faible et de courte durée.

La préparation la mieux supportée en pareil cas a été la suivante : Chloral, eau de fleur d'oranger et rhum, mêlés par parties égales ; le tout légèrement glacé et administré de temps à autre par gorgées. — Rapports des D⁏ Morisse, Rousselot, Perdriolat, Clementi, André Michel et Gasperiny.

2° La Pélagine Paussodun, dont on a beaucoup parlé et qui a, croyons-nous, la cocaïne pour élément principal d'action, a été expérimentée sur plusieurs navires, à Marseille comme au Havre. Au dire de deux de nos confrères attachés au port du Havre, il y aurait eu de bons résultats sur les paquebots de la ligne de New-York, mais je dois avouer qu'il n'y a pas eu d'effets probants sur nos lignes de la Méditerranée.

Le relevé statistique nous donne, en moyenne, 3 succès sur 10 essais. — Rapports des D⁏ Perol, Antonini, Barthélemy, Claris, Vincenti, Cataneï et Rossignol.

3° Les injections hypodermiques de sulfate d'atropine, seul ou associé au sulfate de strychnine, n'ont pas mieux réussi. A la vérité j'ai toujours recommandé de n'en user qu'à très petite dose et en quantité minime.

Je n'ai autorisé ailleurs les injections de chlor-hydrate de morphine que dans des cas graves, exceptionnels; et dans tous ces essais le calme produit a été faible et de courte durée. — Rapports des D⁏ Salze, Gobin, Dupont, Castelli, Jary et Gibau.

4° La solution de cocaïne pure et fraîchement préparée, mêlée au champagne frappé, a produit 5 fois sur 10 quelque soulagement chez des passagers tourmentés par de fortes angoisses. Mais on a obtenu des résultats analogues avec un mélange de cognac, noix muscade et glace pilée, lorsqu'on n'avait pas sous la main une solution récente de cocaïne. — Rapports des D⁏ Ribet, Péhu, Gimbert, Gilleron, Moynet, Lanfranchi, Rousselot, Perol et Mahy.

5° La faradisation de la région épigastrique proposée et fortement recommandée par le docteur Le Conéat, ancien médecin de la marine, n'a pas arrêté les vomissements rebelles, ni diminué les souffrances et les angoisses de la la naupathie. A la vérité, nombre de passagers se sont opposés d'une manière absolue à l'application de l'appareil. Et lorsqu'il y a eu soulagement, nous avons cru devoir l'attribuer pour une bonne part aux onctions de belladone pratiquées en même temps sur le ventre et beaucoup recommandées par M. Rochard.

Toutefois, dans des cas de vomissements prolongés, incoërcibles, si dangereux à cause des hémorrhagies stomacales auxquelles ils peuvent donner lieu, la faradisation est un moyen de plus auquel il conviendra de faire appel dans des cas extrêmes. — Rapports des Drs Morisse, Ribet et Belin.

6° Un nouveau remède, proposé contre la naupathie et désigné sous le nom d'Océanine, a été encore beaucoup expérimenté, et pour cette fois sans opposition de la part des malades vu son goût agréable. Quoique l'on n'en connaisse pas la composition, il est probable que la cocaïne ou la morphine, entre pour une bonne part dans cette nouvelle préparation ; mais, somme toute, résultat très-incomplet et toujours incertain, dans les proportions de deux succès sur dix essais. — Rapports des Drs Poncet, Vincenti, Moynet, Pandolfy et Gustave Michel.

7° Beaucoup d'importance ayant été parfois accordée à la compression régulière de l'abdomen, comme moyen de paralyser les mouvements de la masse intestinale considérés comme cause principale du mal de mer, on a eu recours à différentes reprises, à l'emploi d'une forte couche de collodion, en pratiquant un badigeonnage des plus complets autour de la région abdominale et s'étendant du sternum au pubis.

On n'a constaté un peu de soulagement que si les patients se maintenaient absolument dans une position horizontale et s'abstenaient de tout mouvement, fût-il des plus limités. En pareil cas, il est difficile d'accorder grande importance à l'action du collodion, car il faut tenir compte

avant tout des effets d'une immobilisation complète avec
suppression du moindre mouvement. — Rapports des D"
Rousselot, Belin, Mahy et Moynet.

8° Enfin, frappé des excellents résultats attribués à l'antipyrine, — disons l'*analgésine*, — et signalés à la Société de
Biologie par M. Dupuy (1); encouragé aussi par l'intéressant
récit de M. Ossian-Bonnet fait à l'Académie de Médecine, j'ai
préconisé de très-nombreux essais dans cette voie, avec
l'espoir d'être arrivé à la possession du *rara avis*, depuis si
longtemps convoité. Mais l'analgésine n'a pas eu, *dans la
Méditerranée*, les succès signalés dans l'Océan. Faut-il en
inculper la différence des vagues dans les deux mers? On
prétend en effet que, dans l'Atlantique, où la vague est
longue et bien *rythmée*, le mal de mer est en général moins
violent que dans la Méditerranée où la lame est *courte* et
forte. C'est possible, quoique cet avis ne soit pas complètement
partagé par les nombreux voyageurs qui nous arrivent journellement des deux Océans.

Quoiqu'il en soit, parmi les essais entrepris avec l'antipyrine, je signalerai plus particulièrement ceux dûs à M. Rousselot, actuellement médecin à bord de la *Ville-de-Bône*. Il a
tenté l'usage de cet agent 42 fois ; 24 sur des hommes, dix-
huit sur des femmes, tous en parfaite santé avant l'embarquement , et vingt d'entre eux ayant été parfaitement
préparés, par la méthode prescrite, avant de prendre la
mer. Aucun résultat positif, vraiment notable, n'a pu m'être
signalé.

Mais un fait plus singulier encore est le suivant : Un
médecin militaire, passager à bord de la *Ville-de-Naples*,
n'avait nullement souffert dans une traversée faite quinze
jours auparavant, quoique la mer fût *forte*, et grâce, selon
lui, à l'heureuse influence de l'analgésine. Mais hélas! il n'a
pu bénéficier une seconde fois de cette médication dans
laquelle il avait cependant une entière confiance, et il a hor-
riblement souffert pendant les trois jours qu'a duré une deu-
xième traversée, à si courte distance de la première.

(1) Séance du 5 septembre, 1887.

J'ai fait tout dernièrement associer la cocaïne à l'antipyrine, et des cachets, contenant 0,25 centigr. d'antipyrine et
0,01 de cocaïne, sont administrés jusqu'à concurrence de six
ou huit dans les 24 heures, aux victimes de la naupathie. On
les fait avaler avec un peu d'eau gazeuse et glacée pour empêcher leur rejet immédiat ; mais, jusqu'à ce jour, cet essai n'a
guère donné de résultats plus positifs que les précédents.
— Rapports des Dʳˢ Péhu, Gobin, Lanfranchi, Gilleron.

Concluons donc, à notre grand regret, que l'on n'est pas
encore en possession d'un agent apte à combattre la naupathie, si ce n'est pas toujours au moins assez souvent pour
multiplier les essais avec les moyens déjà connus et suffi-
samment expérimentés. Est-ce une raison pour repousser
d'avance ceux que l'on pourra encore proposer ? Non, sans
doute, et il est un essai que nous verrions entreprendre avec
plaisir : celui de donner, aux passagers *menacés*, des lits suspendus d'après le système des lampes marines, tels qu'ils ont
été proposés par M. le docteur Pampoukis, d'Athènes (1)

V

Toutefois en avouant humblement qu'un spécifique quelconque contre la naupathie est encore à trouver, faut-il
oublier que dans les ports de mer surtout, les médecins sont
journellement consultés sur ce qu'il y a de mieux à faire pour
conjurer *les maux de la navigation ?*

La question étant ainsi posée on ne peut la laisser sans
réponse ; et d'autant moins que le système nerveux et un
de ses produits, *l'imagination*, jouent ici un rôle important,
ainsi que l'a fait justement remarquer le professeur Léon
Le Fort dans la séance déjà citée (2).

Il est prouvé pour nous, comme pour bien d'autres sans
doute, que certains remèdes présentés comme spécifiques n'ont

(1) Académie de Médecine, séance du 4 septembre 1888.
(2) Académie de Médecine, 10 janvier 1888.

dû leur succès apparent ou bien limité, qu'à la confiance illimitée — et aveugle — inspirée par leurs prospectus. Sous ce rapport donc, et dans la question spéciale qui nous occupe, on ne saurait donner trop d'importance aux effets de l'imagination, soit, à l'influence du système nerveux agissant par action réflexe.

Citons trois exemples : une sœur de St-Vincent-de-Paul, à la suite d'un voyage en mer pendant lequel elle avait beaucoup souffert, n'a pu depuis lors accompagner *jusqu'au quai d'embarquement* les sœurs de son ordre qui partent pour l'Algérie ou pour l'Extrême-Orient, sans éprouver immédiatement les principaux symptômes du mal de mer.

Un jeune homme appelé souvent en Algérie, dès qu'il est à bord et avant même que le bateau exécute le moindre mouvement, est pris de vertiges et d'angoisses insupportables ; d'un autre côté, un honorable fonctionnaire obligé de se rendre tous les trois ou quatre mois dans une de nos provinces de l'Algérie a une confiance robuste dans tous les nouveaux médicaments qu'on lui propose; au premier essai tout marche à souhait ; au second, ce n'est plus ça, et il faut changer ; mais, heureusement pour lui, la liste des spécifiques n'est pas à la veille d'être close.

Quoi qu'il en soit, et au moins dans le but de donner comme on dit vulgairement, du *courage à l'estomac* de ceux qui s'embarquent pour la première fois, ou à ceux qui ont conservé de tristes souvenirs d'un premier voyage, voici en résumé quels sont les conseils qu'on peut se permettre de leur offrir, sans garantir rien de plus qu'une efficacité relative.

1° Eviter autant que possible de surcharger l'estomac au moment du départ ;

2° Dès que le navire se met en marche, garder une position horizontale, une immobilité complète, et pratiquer sur l'épigastre quelques lotions d'huile de camomille belladonée ;

3° User d'aliments légers, en petite quantité, et de boissons fraîches et gazeuses, modérément toniques ;

4° Quelques cuillerées de temps à autre d'une préparation

quelconque, ayant la cocaïne ou l'antipyrine pour base, si l'estomac est définitivement en état de révolte ;

5° Si les souffrances deviennent intolérables, on peut avoir exceptionnellement recours à une injection hypodermique de chlor-hydrate de morphine à dose très-modérée ; mais on ne doit répéter l'opération qu'à intervalles éloignés ;

6° Enfin, s'il est vrai de dire avec M. de Rochas, que le matelot est *amariné* c'est-à-dire, a le pied marin, parce qu'il suit automatiquement tous les mouvements du navire, fait pour ainsi dire corps avec lui, comme un bon cavalier avec son cheval, et ne reçoit plus aucune impression violente des oscillations du navire, on ne peut méconnaître que les Compagnies de navigation feraient peut-être chose utile en établissant sur chaque navire quelques lits suspendus, comme les lampes, exclusivement réservés aux voyageurs sérieusement atteints de naupathie.

Il est permis de rappeler, à ce sujet, que l'utilité des lits suspendus n'est plus à prouver ; il suffit de s'informer de la différence de bien-être éprouvé par le personnel que l'on fait coucher dans ce qu'on appelle les *cadres*, comparativement à ceux qui n'usent que de la couchette ordinaire.

Du reste *macte animo*. Avec les constructions modernes, les anciennes et étroites cabines des paquebots, sont déjà en partie, et seront bientôt complètement remplacées par de belles chambres, élégantes et bien aérées ; et grâces aux incessants progrès dans la construction des machines, les traversées deviennent de plus en plus courtes, et l'on pourra bientôt renouveler à leur sujet la bonne plaisanterie faite sur les chemins de fer à propos des trains éclairs, et dire *qu'on finira par arriver.... avant d'être parti.*

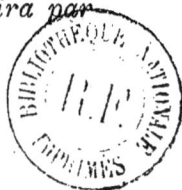

www.ingramcontent.com/pod-product-compliance
Lightning Source LLC
Chambersburg PA
CBHW050454210326
41520CB00019B/6207